BEI GRIN MACHT SICH IHR WISSEN BEZAHLT

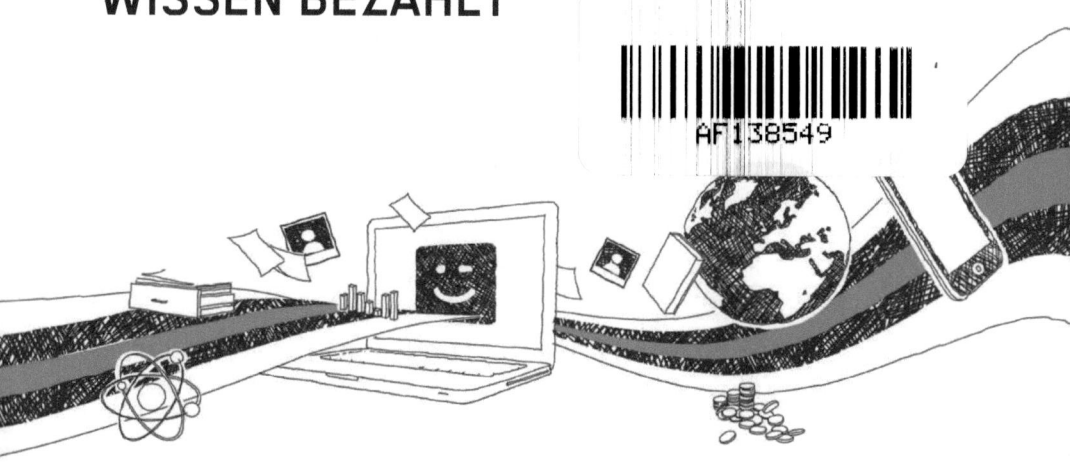

AF138549

- Wir veröffentlichen Ihre Hausarbeit,
  Bachelor- und Masterarbeit

- Ihr eigenes eBook und Buch -
  weltweit in allen wichtigen Shops

- Verdienen Sie an jedem Verkauf

Jetzt bei www.GRIN.com hochladen und kostenlos publizieren

GRIN

"Aktiv in die Rücken-Zukunft". Präventionskurs zur Förderung der Rückengesundheit durch Bewegung

Konzepte und Strategien der individuellen Gesundheitsförderung

Anonym

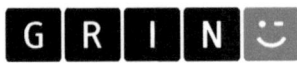

Bibliografische Information der Deutschen Nationalbibliothek:

Die Deutsche Nationalbibliothek verzeichnet diese Publikation in der Deutschen Nationalbibliografie; detaillierte bibliografische Daten sind im Internet über http://dnb.d-nb.de abrufbar.

ISBN: 9783389111567
Dieses Buch ist auch als E-Book erhältlich.

Druck und Bindung: Books on Demand GmbH, Norderstedt Germany
Gedruckt auf säurefreiem Papier aus verantwortungsvollen Quellen

Das vorliegende Werk wurde sorgfältig erarbeitet. Dennoch übernehmen Autoren und Verlag für die Richtigkeit von Angaben, Hinweisen, Links und Ratschlägen sowie eventuelle Druckfehler keine Haftung.

Das Buch bei GRIN: https://www.grin.com/document/1561356

Hausarbeit

Studiengang	Bachelor of Arts Gesundheitsmanagement
Studienmodul	Konzepte und Strategien der individuellen Gesundheitsförderung
Termin Lehrveranstaltung (siehe Ergebnisdokumentation)	15.04.2024-17.04.2024
Aufgabe	Entwickeln Sie eine Präventionsmaßnahme in Form eines Kursprogramms nach dem individuellen Ansatz in einem der prioritären Handlungsfelder Bewegungsgewohnheiten, Ernährung oder Stressmanagement gemäß den im „Leitfaden Prävention - Handlungsfelder und Kriterien nach § 20 SGB V" (GKV-Spitzenverband, 2023) definierten Qualitätskriterien.

Inhaltsverzeichnis

Grundlegende Informationen zur Präventionsmaßnahme

1.1 Bezeichnung des Kursangebotes, Handlungsfeld und Präventionsprinzip

Tab. 1:Bezeichnung des Kursabgebotes (eigene Darstellung)

Name des Kursprogramms	„Aktiv in die Rücken-Zukunft"
Handlungsfeld (gemäß Leitfaden Prävention)	Bewegungsgewohnheiten
Präventionsprinzip (gemäß Leitfaden Prävention)	Vorbeugung und Reduzierung spezieller gesundheitlicher Risiken durch geeignete verhaltens- und gesundheitsorientierte Bewegungsprogramme

Das Programm „Aktiv in die Rücken-Zukunft" befasst sich mit dem Handlungsfeld „Bewegungsgewohnheiten" und orientiert sich an den Prinzipien der Prävention gemäß den Richtlinien des GKV-Spitzenverbandes (2023, S.70). Der gewählte Programmname zielt darauf ab, das Interesse potenzieller Teilnehmer mit Rückenproblemen zu wecken und sie für die Aussicht zu motivieren, in Zukunft weniger Rückenbeschwerden zu haben.

1.2 Bedarf

In folgenden Verlauf wird der Bedarf des vorliegenden Gesundheitsproblems erläutert. Hierbei werden verschiedene Aspekte beleuchtet, darunter werden die epidemiologischen Daten zur Prävalenz, den möglichen Ursachen und Risikofaktoren sowie die daraus resultierenden Auswirkungen des Gesundheitsproblems dargestellt.

1.2.1 Epidemiologische Daten zur Prävalenz/Inzidenz des Gesundheitsproblems

Basierend auf den Ergebnissen der Studie DEGS1 legt etwa zwei Drittel der erwachsenen Bevölkerung in Deutschland keinen Wert auf ausreichende körperliche Aktivität. Etwa ein Viertel betreibt regelmäßig Sport, wobei laut Weltgesundheitsorganisation (WHO) die empfolenen mindestes 150 Minuten moderater körperlicher Aktivität pro Woche von über 80 % der Bevölkerung nicht erreicht wird (World Health Organization (WHO),

2020; Krug et al., 2013). Der Sozialstatus der Bevölkerung spielt bei ausreichender Bewegung eine wichtige Rolle. Personen mit einem höheren Sozialstatus, sowohl Männer als auch Frauen, achten deutlich häufiger auf körperliche Aktivität im Vergleich zu Personen mit mittlerem oder niedrigen Sozialstatus (Krug et al., 2013). „Der enge Zusammenhang zwischen sozialer Lage und Gesundheit verweist auf die Notwendigkeit einer guten Verhältnisprävention in den Gemeinden, am Arbeitsplatz und in anderen Settings wie der Wohnumwelt mit dem Ziel der Verbesserung der Lebensbedingungen für alle Menschen unabhängig von ihrer sozialen Lage. Dies ist im besten Sinne Health Equity in All Policies" (Bolte, Bunge, Hornberg, Köckler & Mielck, 2018).

Gemäß Statistiken leiden rund ein Drittel der erwachsenen Bevölkerung in Deutschland und ein Fünftel der Kinder und Jugendlichen unter Rücken- bzw. Kreuzschmerzen (Radtke, 2024; zitiert nach Statista, 2022). Rückenschmerzen sind heutzutage weit verbreitet, wie die Studie Burden von 2020 zeigt (von der Lippe et al., 2021). Die Ergebnisse dieser Studie zeigen, dass 61,3% der Menschen in Deutschland angaben, in den letzten zwölf Monaten mindestens einmal an Rückenschmerzen gehabt zu haben. Dabei wurde deutlich, dass Frauen mit einer Prävalenz von 66,0% häufiger von Rückenschmerzen betroffen waren als Männer, die nur zu 56,4% betroffen waren (von der Lippe et al., 2021). Die aktuellen Zahlen bestätigen dieses Ergebnis „Man schätzt beispielsweise die Punktprävalenz von Rückenschmerzen auf ca. 30 %, d. h., ein Drittel der Bevölkerung leidet aktuell an Rückenschmerzen, über die gesamte Lebensdauer hinweg sind dagegen ca. 80 % aller Menschen betroffen" (Kuhn & Bolte, 2024). Die Lebenszeitprävalenz von Rückenschmerzen, die angibt, dass man mindestens einmal im Leben an Rückenschmerzen gelitten hat, variiert je nach Region zwischen 74% und 85%. Somit berichten nur etwa 20% der Befragten von einer Beschwerdefreiheit (Robert-Koch-institut, 2012). Die Prävalenz nicht-spezifischer Rückenschmerzen, d.h. Schmerzen, die sich weder auf pathologischen Prozessen noch auf anatomische Ursachen beruhen, wird auf 80% geschätzt (Robert-Koch-Institut, 2012, S.10). Rückenschmerzen, die mindestens drei Monate lang anhalten, werden als chronische Rückenschmerzen definiert. Dabei nehmen Prävalenzen von chronischen Rückenschmerzen tendenziell im Alter zu (Fahland et al, 2016).

1.2.2 Mögliche Ursachen und Risikofaktoren des Gesundheitsproblems

Die Ursachen von Rückenschmerzen sind äußerst vielseitig. Risikofaktoren für die Chronifizierung akuter Kreuzschmerzen umfassen eine Kombination aus physikalischen und psychosozialen Faktoren (Bundesärztkammer, 2017, S.16). Zu den häufigsten Risikofaktoren zählen Übergewicht, körperliche Inaktivität, Rauchen und Alkoholkonsum. Zusätzlich spielen die psychosozialen Risikofaktoren, wie Depressivität, Disstress, Somatisierung und schmerzbezogene Kognitionen eine wichtige Rolle (Bundesärztekammer, 2017,S.17-18). Arbeitsplatzbezogenen Faktoren, wie überwiegend körperliche Schwerarbeit, geringe berufliche Qualifikationen, berufliche Unzufriedenheit und auch geringe soziale Unterstützung können ebenfalls die Chronifizierung der Kreuzschmerzen beeinflussen (Bundesärztekammer, 2017, S.18). Es wird empfohlen lange Sitzzeiten durch regelmäßige Bewegungen zu unterbrechen (Rütten & Pfeifer, 2019). Der Zuwachs von Homeoffice ist auch einer der vielen Gründe, wieso sich 56% der Menschen weniger bewegen. Einer Studie zur Folge haben 10% der Arbeitnehmer, die ab und zu im Homeoffice arbeiten, häufiger Rückenschmerzen (Techniker Krankenkasse, 2022). Dies deutet darauf hin, dass durch die moderne Arbeitsweise das Risiko an Rückenschmerzen zu leiden, aufgrund von langem Sitzen deutlich vergrößert wird. Die Corona Pandemie hatte ebenfalls einen großen Einfluss auf die Ursache von körperlicher Inaktivität. 26% der deutschen Bevölkerung gab an, sich während der Pandemie weniger bewegt zu haben (Techniker Krankenkasse, 2022). Die Identifikation der Ursachen von Rückenschmerzen gestaltet sich generell als herausfordernd.

Für den überwiegenden Teil, nämlich 90%, aller Rückenschmerzen lässt sich keine spezifische Ursache identifizieren. Von diesem Prozentsatz entwickeln sich jährlich 14% zu einer chronische Form. Rückenschmerzen stellen somit ein bedeutendes Gesundheitsproblem dar (Bouchard, 2001). Die auftretenden Begleiterscheinungen sowie die Ursachen für Rückenleiden lassen sich häufig auf einen generellen Bewegungsmangel, unzureichende körperliche Aktivität oder spezifische Maßnahmen zur Stärkung des Rückens sowie auf längeres Sitzen zurückzuführen (Park et al., 2018). Genetische Ursachen werden mit Rückenschmerzen hingegen selten in Verbindung gebracht (Robert-Koch-Institut, 2012).

1.2.3 Mögliche Auswirkungen des Gesundheitproblems

Die Auswirkungen von Rückenschmerzen verursachen erhebliche volkswirtschaftliche Kosten, da Betroffene eine reduzierte Leistungsfähigkeit im Alltag, im Beruf und in der Freizeit aufweisen (Robert-Koch-Institut, 2012, S.15). In Deutschland belaufen sich die jährlichen Kosten auf über 3,8 Milliarden Euro, die für den Ressourcenverbrauch im Gesundheitswesen für die medizinische Behandlung, Präventions-, Rehabilitations-, und Pflegemaßnahmen und Verwaltungskosten anfallen. Wenn weitere Rückenbeschwerden inkludiert werden, steigen die direkten Kosten für das Gesundheitswesen auf rund 11,6 Milliarden Euro pro Jahr (Statistisches Bundesamt, 2022, zitiert nach Radkte, 2024).

Ein Grund für die hohen Kosten steht im Zusammenhang mit Arbeitsunfähigkeit bzw. der Arbeitsausfall und die damit verbundene geringere Arbeitsproduktivität, welche im schlimmsten Fall zu früheren Renteneuzugängen führt (Robert-Koch-Institut, 2012, S.7). Somit können 5,3% der Arbeitsunfähigkeitstage und 5,1% der Arbeitsunfähigkeitsfälle auf die Einzeldiagnose Rückenschmerzen zurückgeführt werden. Das entspricht ungefähr 77 Tage je 100 Versicherungsjahren und 125 Tage je 100 Versicherungsjahren wegen generellen Rückenbeschwerden (Statistisches Bundesamt, 2022, zitiert nach Radkte, 2024). Im Jahr 2010 belegten Rückenschmerzen den ersten Platz unter den Erkrankungen mit den längsten Arbeitsunfähigkeitszeiten mit 14,5 Millionen Arbeitsunfähigkeits-Tagen (AU-Tage), dies entspricht einen Anteil von 7,0%. Pro Fall ergeben sich durchschnittlich 11,7 AU-Tage, wobei Frauen 12,2 AU-Tage und Männer 11,4 AU-Tage aufweisen (Robert-Koch-Institut, 2012, S.15; Wissenschaftliches Institut der AOK, 2011).

Ein weitere Folge von Rückenschmerzen zeigt sich in den Renteneuzugänge. 8% beträgt der Anteil, der auf Grund von Rückenleiden als Neuzugänge wegen verminderter Erwerbsfähigkeit dokumentiert wird (Robert-Koch-Institut, 2012, S.16). Im Jahr 2010 rangierten Krankheiten des Muskel-Skelett-Systems mit 26.500 an zweiter Stelle bei Frühberentungen (Robert-Koch-Institut, 2012, S.16).

Lang andauernde Krankschreibungen tragen zur Verschlechterung von Rückenschmerzen bei und sind ein signifikanter Faktor für deren Chronifizierung. Was zunächst von Leidenden als großzügige und unterstützende Maßnahme angesehen wird, kann später zu sozialen Negativfolgen und einer tatsächlichen Zunahme der Schmerzen führen. Eine frühzeitige psychische und physische Prävention von Rückenschmerzen kann der Chronifizierung sowie generellen Rückenbeschwerden entgegenwirken (Jones et al., 2003).

Zusammenfassend ist festzuhalten, dass Rückenschmerzen ein weitverbreitetes gesellschaftliches Problem darstellt und etwa 60-80% der Erwachsenen über Rückenbeschwerden klagen (Robert-Koch-Institut, 2012, S.19). Demnach kann körperliche Inaktivität mit ihren Folgen als zentrales Gesundheitsproblem des dritten Jahrhunderts betrachtet werden (Blair, 2009). Alle vorgelegten Daten unterstreichen die deutliche Notwendigkeit einer Präventionsmaßnahme in diesem Gesundheitsbereich.

1.3 Wirksamkeit

Tab. 2:Wirksamkeitsnachweis und Handlungsempfehlung anhand einer Leitlinie (eigene Darstellung)

Vollständiger bibliografischer Nachweis (wie im Literaturverzeichnis nach DGPs Standard)	Bundesärztekammer (BÄK), Kassenärztliche Bundesvereinigung (KBV), Arbeitsgemeinschaft der Wissenschaftlichen Medizinischen Fachgesellschaften (AWMF). *Nationale VersorgungsLeitlinie Nicht-spezifischer Kreuzschmerz* – Langfassung, 2. Auflage. Version 1. 2017. DOI: 10.6101/AZQ/000353. Zugriff am 25.04.2024. Verfügbar unter https://www.leitlinien.de/themen/kreuzschmerz/pdf/kreuzschmerz-2aufl-vers1-lang.pdf
Darstellung der zentralen evidenzbasierten Handlungsempfehlungen zur Prävention	Die Handlungsempfehlungen zu nicht-spezifischen Kreuzschmerzen und deren Chronifizierung sind im Folgenden Zusammengefasst. Körperliche Aktivität wird zur Prävention oder Reduzierung von Kreuzschmerzepisoden und Arbeitsunfähigkeit empfohlen, dabei soll die Art der körperlichen Bewegung den individuellen Vorlieben und Fähigkeiten angepasst werden. Eine bedeutende Rolle spielt die Integration von Informationen und Schulungen, die auf einem biopsychosozialen Krankheitsmodell basieren und Einblicke in die Entstehung und den Verlauf von Kreuzschmerzen bieten. Zudem sollten Maßnahmen am Arbeitsplatz ergriffen werden, die die ergonomische Gestaltung, Verhaltensprävention und die Förderung der Zufriedenheit am Arbeitsplatz, integrieren (BÄK, 2017).
Erläuterung der Bedeutung der Handlungsempfehlungen für die geplante Präventionsmaßnahme	Körperliche Aktivität stellt einen maßgeblichen Beitrag zur Förderung der allgemeinen Gesundheit und Fitness bei, wobei die Kontinuität der Bewegung von größerer Bedeutung ist als spezifische Bewegungsformen. Jedoch zeigt sich, dass Personen ohne bestehenden Erkrankungen oft nur schwer zu regelmäßiger Teilnahme an präventiver Ak-

Erläuterung der Bedeutung der Handlungsempfehlungen für die geplante Präventionsmaßnahme	tivitäten motiviert sind. Dabei ist dies von besonderer Relevanz, da sie aufgrund der Einseitigkeit ihrer Tätigkeit ihrer beruflichen Tätigkeit besonders gefährdet sein können. Eine ausgewogene körperliche Aktivität in der Freizeit kann risikomindernd wirken. Die Inhalte präventiver Schulungen können von reinem Wissensübermittlungen bis hin zu Techniken zur Verhaltensänderung variieren. Effektive Konzepte für Patientenschulungen verknüpfen verschiedene Methoden, um Wissen zu vermitteln, individuelle Fertigkeiten zu trainieren, Motivation für einen gesunden Lebensstil zu fördern, den Umgang mit Krankheit zu bewältigen und die Entwicklung krankheitsspezifischer sozialer Kompetenzen zu unterstützen. Die Hauptziele der präventiven Schulungen umfassen die nachhaltige Motivation zur regelmäßigen körperlichen Aktivität, Stärkung der Eigenverantwortung und Abbau von Ängsten. Maßnahmen zur Förderung der Arbeitsplatzzufriedenheit, wie beispielsweise Anerkennung oder Teambuilding-Aktivitäten, zählen zu den Interventionen. Trotz widersprüchlicher Evidenzlange befürwortet die Bundesärztekammer den Einsatz der Maßnahmen. Das Ziel besteht darin, die Sensibilisierung der Arbeitnehmer für rückenschonendes Verhalten zu erhöhen und frühzeitig bei auftretenden Kreuzschmerzen einzugreifen, sodass sich die Zahl von 85%, die angaben, mindestens einmal in ihrem Leben Kreuzschmerzen zu haben nicht vergrößert, bestenfalls reduziert (BÄK,2017). Insgesamt lässt sich schlussfolgern, dass regelmäßige körperliche Aktivität nachweislich in der Gesellschaft Rückenschmerzen verringern können bzw. vorbeugen können.

1.4 Zielgruppe

Tab. 3:Zielgruppe des Kursprogramms „Aktiv in die Rücken-Zukunft" (eigene Darstellung)

Geschlecht	Männlich, Weiblich, Divers
Alter/ Altersspanne	18 Jahre – 65 Jahre
Gesundheitsrisiken/-belastungen	Bewegungsmangel, ohne behandlungsbedürftige Erkrankungen des Bewegungsapparates, erhöhte Sitzdauer durch den Beruf, Disstress durch den Alltag, leicht erhöhte physische und

Gesundheitsrisiken/-belastungen	psychische Spannungszustände, gelegentliche Rücken-schmerzen
Kontraindikationen	Personen, die akute Entzündungen haben, akuter Bandschei-benvorfall, Tumore, Traumata, potenzielle Osteoporose, Schwangerschaft, bakterielle Infektionen, starke Schmerzen, Stoffwechselerkrankungen. Es sollten zu dem auch keine be-handlungsbedürftigen Erkrankungen des Bewegungsappara-tes bestehen

Die Zielgruppe des Kursprogrammes umfasst alle gesunden Versicherten, die keine zu-sätzlichen behandlungsbedürftige Erkrankung aufweisen. Die Maßnahme richtet sich grundsätzlich an alle sozialen Schichten, wobei jedoch primär Menschen mit niedrigerem Sozialstatus angesprochen werden sollen. Insbesondere Berufstätige, die bestimmten Ri-siken in ihrem beruflichem Umfeld ausgesetzt sind oder bestimmte Verhaltensweisen zei-gen, wie beispielsweise zu schwere körperliche Arbeit oder längere Sitzzeiten, sind be-sonders anfällig für Rückenschmerzen. Daher ist es wichtig, die Altersgruppe im er-werbsfähigen Alter anzusprechen. Statistiken zeigen, dass fast ein Drittel (31,4%) der deutschen Bevölkerung im Jahr 2021 mindestens einmal pro Jahr ärztliche Hilfe, auf Grund von Rückenschmerzen, in Anspruch nehmen (Schlüssel et al., 2023).

1.5 Ziel der Maßnahme

Die geplante Präventionsmaßnahme verfolgt insgesamt drei Kernziele, die im Folgenden erläutert werden.

Das erste Ziel zielt darauf ab, die Eigenmotivation zur regelmäßigen körperlichen Akti-vität zu fördern und eine langfristige Bindung an diese Aktivität herzustellen. Dabei zielt die Maßnahme auf die Stärkung der physischen Gesundheitsressourcen durch die Erhö-hung der körperlichen Aktivität im Alltag ab. In Anbetracht der Tatsache, dass laut WHO 80% der Bevölkerung die empfohlene Mindestzeit von 2,5 Stunden pro Woche moderate körperliche Aktivität nicht erreichen, ist es von entscheidender Bedeutung, die Teilneh-mer dahin zu bringen, sich regelmäßig und eigenständig zu bewegen (WHO, 2010). Dem-nach soll das Präventionsprogramm gezielt auf die Verbesserung der gesundheitsbezoge-nen Aktivität eingehen.

Das zweite Kernziel besteht darin, die gesundheitsbezogene Fitness zu verbessern und das Risiko von chronischen Krankheiten zu reduzieren. Menschen, die lang andauernd Sitzen haben ein erhöhtes Risiko an chronischen Krankheiten, wie Diabetes Mellitus Typ 2, Adipositas oder auch Herz-Kreislauf-Erkrankungen und auch Krebs zu erkranken (Rütten & Pfeiffer, 2016, S. 39). Neben diesen Auswirkungen kann langes Sitzen auch zu Muskel-Skelett-Erkrankungen führen, die sich dann zu Rückenschmerzen entwickeln können (Park et al., 2018). Daher ist insbesondere die Steigerung der Maximalkraft und Kraftausdauer der Rücken- und Rumpfmuskulatur zur Stabilisierung des Rückens von Bedeutung (Pfeifer, 2007, S. 13). Ein gezieltes Rückentraining inklusive Dehnübungen kann dazu beitragen, die Chronifizierung und auch gar die Entstehung von Rückenschmerzen zu verhindern (Engerhoff & Füzéki, 2017; WHO2010). So zeigt es sich deutlich, dass ein präventives Rückentraining zu einer gesundheitlichen Zukunft beitragen kann.

Das dritte Kernziel besteht darin, Bewusstsein für die individuellen Einstellungen und Verhaltensweisen zu schaffen. Wie bereits erwähnt, erreichen laut WHO 80% der Bevölkerung die Mindestanforderungen nicht (WHO, 2010). Daher ist es erforderlich ein Bewusstsein dafür zu schaffen, dass körperliche Aktivität langfristig zur Förderung der Gesundheit beiträgt. Die Aufklärung über die Pathogenese von Rückenschmerzen trägt zur Entwicklung eines Problembewusstseins bei, das wiederum die Eigenkompetenzen zur Bewältigung des Problems fördert. Ein positives Selbstkonzept erfordert eine förderliche Bewertung der individuellen Bewältigungsstategien (Schwarzer & Jerusalem, 2002, S.29). Die Kombination aus theoretischem Wissen und praktischen Übungen trägt somit nachhaltig zur Gesundheit bei und wirkt den Auswirkungen vor Rückenschmerzen entgegen (Shiri, Coggon & Falah-Hassani, 2017, S.1093-1101). Erfolgreiche Kurskonzepte zeichnen sich durch die Integration von Informationen und Strategien aus, die dazu dienen, Wissen über die Ursache und den Umgang von Rückenschmerzen zu vermitteln sowie individuelle Verhaltens- und Handlungskompetenzen während Rückenschmerzenepisoden aufzubauen (Pfeifer, 2007, S.13). Besonders bei der angesprochenen Zielgruppe, die einen niedrigeren Sozialstatus aufweist, ist es von essenzieller Wichtigkeit, über die Bedeutung, Ursachen und Beeinflussung von Rückenschmerzen aufzuklären. Es muss über Strategien zur Problemlösung und auch Problemvermeidung informiert werden, sodass jeder individuell eine Lösung für sich finden kann.

2 Inhaltlich-organisatorische Grobplanung des Kursprogramms

Tab. 4: Grobplanung des Kursprogramms „Aktiv in die Rücken-Zukunft" (eigene Darstellung)

Kursinhalte (bitte Begründung im Fließtext im Anschluss an die Tabelle nicht vergessen!)	Theorieeinheiten zu Information zu den Risikofaktoren, Einführung in die Handlungsstrategien und Wissen. Praxiseinheiten zur Steigerung der körperlichen Aktivität, Stärkung der Rückenmuskulatur. Alltags-Transfer mittels Teilnehmer-Aktiv-Aufgaben und somit das Sammeln von Eigenerfahrungen während der Maßnahme. Erlernen von Strategien zur Motivation im Alltag.
Kurseinheiten (Dauer in min.)	8 Kurseinheiten mit einer Dauer von ca. 60 Minuten pro Kurseinheit
Zeitaufteilung Theorie/Praxis (in min.)	Theorie: 10-15 Minuten Praxis: 45-50 Minuten Gegliedert in: Begrüßung: ca. 5 Min Information: ca. 10 min Aufwärmen: 10 min Hauptteil: 20 min Ausklang: 10 min Abschluss: 5 min
Teilnehmerzahl (min. / max.)	Mindestens 6 bis maximal 15 Teilnehmer
Benötigte Ressourcen	Kursraum: für mindestens 15 Teilnehmer Trainingsequipment: Whiteboard, Beamer, Flipchart, Ausdruck der Teilnehmerinformationen, Handout, Stift, Papier, Stoppuhr, Musikanlange mit Musik, Decken, Frage- und Feedbackbogen Trainingsgeräte: Gymnastikmatte, Gymnastikbänder, kleine Hanteln, Aires-Kissen, Gymnastikbälle
Benötigte Qualifikation Kursleiter	Staatlich anerkannten bewegungsbezogener Berufs- und Studienabschluss im Bereich Sport mit Nachweis folgender Mindeststandards: Fachwissenschaftliche Kompetenz: Trainings- und Bewegungswissenschaften, Fachpraktische Kompetenz: Theorie und Praxis der Sportarten und Bewegungsfelder und Fachübergreifende Kompetenz: Grundlagen der Gesundheitsförderung und Prävention und Qualifikation zur Lehrer/in für Prävention und Gesundheitsförderung (DSSV), Rückenschulleher/in KDD (ZPP-Zertifiziert)

2.1 Begründung der Inhaltlich-organisatorische Grobplanung des Kursprogramms

Die allgemeinen Kursinhalte des Programms „Aktiv in die Rücken-Zukunft" beziehen sich auf die genannten Gesundheitsprobleme, unzureichende sportliche Bewegung und übermäßige sitzende Tätigkeiten, wie in Aufgabe 1.3 beschrieben (Kurg et al., 2013). Die Präventionsmaßnahme erstreckt sich über einen Zeitraum von acht Wochen in der jeweils eine Kurseinheit mit 60 Minuten stattfinden soll. Die Inhalte der einzelnen Kurseinheiten umfassen wesentliche Bausteine von Theorie, Praxis und Teilnehmer-Aktiv-Aufgaben.

Die theoretischen Grundlagen konzentrieren sich auf die Stärkung der individuellen Resilienz und das Barrieremanagement. Hierbei werden die individuellen Risikofaktoren bzw. Hindernisse der Personen herausgearbeitet, um gemeinsam Gegenstrategien zu erarbeiten (Sniehotta et al., 2007, S. 160–161). Die Selbstwirksamkeit spielt in diesen Programmeinheiten eine entscheidende Rolle, um auch zukünftigen Herausforderungen, die im Alltag auf die Kursteilnehmer zukommen, zu meistern (Park et al., 2018). Da es sich um eine befristete Präventionsmaßnahme handelt, ist es wichtig, den Transfer in den Alltag zu fördern, um die Motivation und das Engagement der Teilnehmer aufrechtzuerhalten. Die Motivation für den Alltag werden mittels Teilnehmer-Aktiv-Aufgaben im praktischen Teil erarbeitet. Das Ziel des Theorieteils ist es die Teilnehmer auf ihrem Wissensstand abzuholen, ihre eigenen Risikofaktoren zu beleuchten und somit einen Plan zu erstellen, wie das Verhalten in der Zukunft verbessert werden kann, um die individuellen Einstellungen zur körperlichen Bewegung neu zu strukturieren.

Im Praktischen Teil werden Beispiele für den Alltag sowie Übungseinheiten eingesetzt, um die Kurseinheiten praktisch und interessant zu gestalten und das Handlungs- und Effektwissen zu steigern, da dies langfristig dazu beitragen kann Rückenschmerzen und deren Chronifizierung vorzubeugen (Shiri, Coggon & Falah-Hassani, 2017, 1093-1101). Somit wird auf die Grundlagen der Rückengesundheit eingegangen und geübt, den eigenen Körper und den individuellen Schmerz wahrzunehmen und positive Beeinflussmöglichkeiten zu erkennen. Dabei wird in den Kurseinheiten auf die physischen Ressourcen Kraft, Dehnfähigkeit und Koordinationsfähigkeit eingegangen. Es werden auch Übungen zur Rumpfmuskulatur und einzelne Entspannungstechniken integriert. Ziel hierbei ist es, wie in Teilaufgabe 1.5 beschrieben, die Teilnehmer an die körperliche Aktivität heranzuführen und Risikofaktoren langfristig auszuschließen.

3 Inhaltlicher Ablauf des Kursprogramms

Tab. 5:Inhaltlicher Ablauf des Kursprogramms „Aktiv in die Rücken-Zukunft" (eigene Darstellung)

	Hauptthema der Kurseinheit	Lernziele (je KE 2 Lernziele)	Lerninhalte
KE1	Organisation, Kennenlernen, Ziele des Programms	1. Theorie: Die anderen Teilnehmer kennenlernen, Einführung in Rückengesundheit, Gesundheitsfragebogen 2. Praxis: Individuelle Ziele ausarbeiten	1. Theorie: Einführung in die Thematik der Rückengesundheit und individuelle Zielerarbeitung, Fragebogen zur eigenen Gesundheit 2. Praxis: zeigen von Räumlichkeiten, Kennlernspiel, Teilnehmer-Aktiv-Aufgabe,
KE2	Was ist und was macht mein Rücken?	1. Anatomie und Verständnis über den Rücken schaffen 2. Praxis: Wie trainiere ich meinen Rücken, Vermittlung von Übungen	1. Theorie: Anatomischer Aufbau des Rückens, Studienlage zum Rückentraining 2. Praxis: Workout zu verschiedenen Rückenübungen, Entspannungsübung Meditation
KE3	Körpergefühl herstellen	1. Theorie: Gefühl vom eigenen Körper bekommen 2. Praxis: Kräftigung den gesamten Rückens mithilfe von Beweglichkeits- und Koordinationsübungen	1. Theorie: Bedeutung Körperwahrnehmung, Selbstwirksamkeitsentwicklung, Vorteile von Dehn- und Bewegtlichkeitsübungen 2. Praxis: Training von Achtsamkeitsübungen, Gleichgewichts- und Koodrinationsübungen, abschließendes Dehnen
KE4	Wie verhalte ich mich richtig?	1. Theorie: Wissensübermittlung von rückengerechter Körper- und Sitzhaltung 2. Praxis: Stärkung der Rückenmuskulatur	1. Theorie: Studienlage zur Rückengerechten Körperhaltung, Einführung in Rückentraining, Bewegung von Lasten und Sitzverhalten im Alltag, Pausen einrichten, Feedbackrunde zu bisherigen Einheiten

	Hauptthema der Kurseinheit	Lernziele (je KE 2 Lernziele)		Lerninhalte
KE4			2.	Praxis: Training zur Kräftigung der Rückenmuskulatur sowie der Körpermitte, Lockerungsübungen und anschließender Fantasiereise zur Entspannung
KE5	Individuelle Schmerzerkennung	1.	Theorie: Schmerzen einzuschätzen lernen, Gegenstrategien finden	1.	Theorie: Ursachen und Arten von Schmerz erkennen, lernen den Schmerz loszulassen
		2.	Praxis: Methoden und Übungen zur Schmerzlinderung	2.	Praxis: Training der Rückenmuskulatur, Achtsamkeitsübung in Bezug auf Schmerz loslassen, Bauchatmung, Dehnen
KE6	Alltagstransfer, Gewohnheiten verändern	1.	Theorie: Motivation zur Weiterführung der körperlichen Aktivität, alte Gewohnheiten ablegen, Sportarten kennenlernen	1.	Theorie: alte Gewohnheiten reflektieren, neue bilden und festigen, Motivationsleitsätze formulieren, weitere Trainingsarten für die Zukunft vorstellen, Fragen klären
		2.	Praxis: Wichtigkeit von Training im Alltag zur Prävention von Gesundheit und Stress	2.	Praxis: Ganzkörpertraining, was kann körperliche Aktivität für ein gutes Gefühl im Alltag geben, Dehnübungen
KE7	Fit am Arbeitsplatz	1.	Theorie: Ergonomische Arbeitsweise, Umgang mit Stress: Wie gestalte ich meinen individuellen Arbeitsplatz?	1.	Theorie: Studienlage zu falschem Sitzen (Nachteile erläutern), Einführung in die ergonomische Arbeitswelt, Hindernisse und Stressmanagement erarbeiten
		2.	Praxis: Geeignetes Workout nach der Arbeit im Alltag, Entspannungsübung	2.	Praxis: Ganzkörpertraining, Übungen nach langem Arbeitstag für gesamten Rücken, Mobilisationsübungen, Fantasiereise
KE8	Dauerhaft aktiv sein	1.	Theorie: Strategien und Konzepte zur Steigerung der Motivation, Wo stehe ich, was hat sich schon verbessert?	1.	Theorie: Stressmanagement, Re-Test Fragebogen, Motivation für kommenden unbegleiteten Wochen, Stärken stärken, offen gebliebene Fragen klären, Feedbackrunde

Haupthema der Kurseinheit	Lernziele (je KE 2 Lernziele)	Lerninhalte
KE8	2. Praxis: Gelernte Inhalte anwenden in Form von einem Ganzkörpergesundheitstraining	2. Praxis: Ganzkörper Training, Teilnehmer-Aktiv Aufgabe, Alltagstransfer, Reflexion der vergangenen Wochen

4 Dokumentation und Evaluation des Kursprogramms

Tab. 6:Dokumentation und Evaluation des Kursprogramms „Aktiv in die Rücken-Zukunft" (eigne Darstellung)

Übergeordnetes Kursziel (gemäß 1.5)	messbares Interventionsziel	Zielindikator	Erhebungs-Methode	Erhebungs-Instrument	Messzeitpunkte (t)
Steigerung der körperlichen Aktivität zur Reduzierugng von gesundheitlichen Risiken	Steigerung der körperlichen Aktivität in den nächsten acht Wochen auf 150 Minuten pro Woche Aktivität mit moderater Intensität	Moderate körperliche Aktivität in Minuten pro Woche (3-6 MET) gibt hierbei das Kriterium für ausreichende physische Aktivität an	Standardisierter schriftlicher Fragebogen	IPAQ-Fragebogen (The IPAQ group, 2016)	t(0): vor der Präventionsmaßnahme t(1): nach der Hälfte des Kursprogramms in Woche vier t(2): nach der letzten Kurseinheit
Aufbau von Rückenmuskulatur	Verbesserung der Kraft bei dem Skalenwert von mindsten zwei Punkten innerhalb der nächsten acht Wochen	Messung der Kraft von bestimmten Muskelgruppen bei durchführung zweier Übungen eines standardisierten Fragebogens, anahnd eines manuellen Widerstands	Manueller Muskelfunktionsdiagnostik	Muskelfunktionsdiagnostik nach Janda (Janda, 2000)	t(0): vor der Präventionsmaßnahme t(1): nach der letzten Kurseinheit
Stärkung der psychosozialen Gesundheitsressourcen in bezug auf die Verminderung der Rückenschmerzen	Verbesserung des individuellen Skalenwerts um mindestens 2 Punkte in den nächsten acht Wochen	Messung und Einschätzung der subjektiv wahrgenommenen Schmerzen anhand dem Skalenrang der Schmerzempfindungsskala	Schmerzempfindungsskala	Schmerzempfindungsskala SES nach Geissner, E. (1996)	t(0): vor der Präventionsmaßnahme, t(1): nach der Hälfte des Kursprogramms in Woche vier, t(2): nach der letzten Kurseinheit

5 Literaturverzeichnis

Blair, S. N. (2009). Physical inactivity: the biggest public health problem of the 21st century. *British journal of sports medicine, 43*(1), 1-2.

Bolte, G., Bunge, C., Hornberg, C. & Köckler, H. (2018). Umweltgerechtigkeit als Ansatz zur Verringerung sozialer Ungleichheiten bei Umwelt und Gesundheit. *Bundesgesundheitsblatt – Gesundheitsforschung – Gesundheitsschutz, 61*(6), S. 674–683.

Bolte, G. (2023). *Stadtepidemiologie als integrativer Ansatz für eine nachhaltige, gesundheitsfördernde Stadtentwicklung.* Gesundheitswesen 85 (Suppl. 5): S. 287−295.

Bouchard, C. (2001). Physical activity, and health. Introduction to the dose-response sym- posium. *Medicine & Science in Sports & Exercise.* School of Kinesiology: Auburn University. (6) S. 347–350.

Bundesärztekammer (BÄK), Kassenärztliche Bundesvereinigung (KBV), Arbeitsgemeinschaft der Wissenschaftlichen Medizinischen Fachgesellschaften (AWMF). *Nationale VersorgungsLeitlinie Nicht-spezifischer Kreuz-schmerz* – Langfassung, 2. Auflage. Version 1. 2017. Zugriff am 25.04.2024. Verfügbar unter: https://www.leitlinien.de/themen/kreuzschmerz/pdf/kreuzschmerz-2aufl-vers1-lang.pdf

Engeroff, T. & Füzéki, E. (2017). Sitzender Lebensstil und Gesundheit. In W. Banzer (Hrsg.), *Körperliche Aktivität und Gesundheit* (S. 77–84). Berlin: Springer.

Fahland A-R., Kohlmann T., Schmidt CO. (2016). Vom akuten zum chronischen Schmerz. In: Casser H-R., Hasenbring M., Becker A., Baron R. (Hrsg). *Rückenschmerzen und Nackenschmerzen: Interdisziplinäre Diagnostik und Therapie, Versorgungspfade, Patientenedukation, Begutachtung, Langzeitbe- treuung.* Springer, Berlin Heidelberg, S 3–10 .

Geissner, E. (1996). *Die Schmerzempfindungs-Skala:(SES); Handanweisung.* Göttingen: Hogrefe. Verlag für Psychologie.

GKV-Spitzenverband. (2023). *Leitfaden Prävention. Handlungsfelder und Kriterien nach § 20 Abs. 2 SGB V zur Umsetzung der §§ 20, 20a und 20b SGB V vom 21. Juni 2000 in der Fassung vom 27. März 2023.* GKV-Spitzenverband. Zugriff am 26.04.2024. Verfügbar unter https://www.gkv-spitzenverband.de/media/dokumente/krankenversicherung_1/praevention__selbsthilfe__beratung/praevention/praevention_leitfaden/2023-12_Leitfaden_Pravention_barrierefrei.pdf

Janda, V. (2000). *Manuelle Muskelfunktionsdiagnostik.* München: Urban& Fischer.

Jones, G.T. Watson, K. D. Silman, A. J. Symmons, D. P.M. & Gary J. (2003). Predictors of Low Back Pain in British Schoolchildren: A Population-Based Prospective Cohort Study. *American Academy of Pediatrics.*11, 822-828.

Krug, S., Jordan, S., Mensink, G. B. M., Müters, S., Finger, J. D. & Lampert, T. (2013). Körperliche Aktivität. Ergebnisse der Studie zur Gesundheit Erwachsener in Deutschland (DEGS1). *Bundesgesundheitsblatt - Gesundheitsforschung - Gesundheitsschutz, 56* (5/6), 765–771.

Kuhn, J. & Bolte, G. (2024). Epidemiologie und Sozialepidemiologie. In: Bundeszentrale für gesundheitliche Aufklärung (BZgA) (Hrsg.). *Leitbegriffe der Gesundheitsförderung und Prävention. Glossar zu Konzepten, Strategien und Methoden.* Zugriff am 28.04.2024. Verfügbar unter https://doi.org/10.17623/BZGA:Q4-i011-3.0

Park, S. M., Kim, H. J., Jeong, H., Kim, H., Chang, B. S., Lee, C. K., & Yeom, J. S. (2018). Longer sitting time and low physical activity are closely associated with chronic low back pain in population over 50 years of age: a cross-sectional study using the sixth Korea National Health and Nutrition Examination Survey. *The spine journal: official journal of the North American Spine Society, 18*(11), 2051–2058.

Pfeifer, K. (2007). Einflussfaktoren und Wirkungen körperlicher Aktivität für die Entstehung und den Umgang mit Rückenschmerzen. *Der Schmerz*, deg1, 43. Springer.

Radtke, R. (15. Januar, 2024). Krankheitskosten[1] durch ausgewählte Rückenerkrankungen in Deutschland in den Jahren 2015 und 2020 (in Milliarden Euro) [Graph].In *Statista.* Zugriff am 26. April 2024. Verfügbar unter https://cjuvund3g4bhn9jmstb2elmc.bibliothek.dhfpg.de/statistik/daten/studie/1426057/umfrage/krankheitskosten-durch-rueckenerkrankungen-in-deutschland/

Robert Koch-Institut (Hrsg). (2012) *Rückenschmerzen. Gesundheitsberichterstattung des Bundes. Heft 53.* RKI, Berlin.

Rütten, A. & K. Pfeifer (2019) (Hrsg.). *Lebenslang bewegen. Nationale Empfehlungen für Bewegung und Bewegungsförderung.* Gefördert durch das Bundesministerium für Gesundheit. Meckenheim.

Schüssel K., Weirauch H., Schlotmann A., Ashrafian S., Brückner G. & Schröder H. (2023). *Gesundheitsatlas Deutschland bzw. Gesundheitsatlas. Rückenschmerzen. Verbreitung in der Bevölkerung Deutschlands. Ursachen, Folgen und Präventionsmöglichkeiten.* Berlin: Wissenschaftliches Institut der AOK (WIdO)

Schwarzer, R. & Jerusalem, M. (2002). Das Konzept der Selbstwirksamkeit. *Zeitschrift für Pädagogik.* Beiheft 44.

Shiri, R. Coggon, D. & Falah-Hassani, K. (2018). Excise for the Prevention of Low Back Pain: Systematic Review and Meta Analysis of Controlled Trials. *American Journal of Epidemiology*. 187 (5), 1093–1101.

Sniehotta, F. F., Winter, J., Dombrowski, S. & Johnston, M. (2007).*Volitionale Verhaltenskontrolle*. In R. Fuchs, W. Göhner & H. Seelig (Hrsg.), Aufbau eines körperlich-aktiven Lebensstils (S. 150–169). Göttingen: Hogrefe.

Taylor, J. B., Goode, A. P., George, S. Z., & Cook, C. E. (2014). Incidence and risk factors for first-time incident low back pain: a systematic review and meta-analysis. *The spine journal: official journal of the North American Spine Society*, *14*(10), 2299–2319. Zugriff am 28.04.2024. Verfügbar unter https://doi.org/10.1016/j.spinee.2014.01.026

Techniker Krankenkasse (2022). *Beweg dich, Deutschland: TK-Bewegungsstudie 2022*. Zugriff am 28.04.2024. Verfügbar unter https://www.tk.de/resource/blob/2137718/e36e0c1b6bf74908d1c8e541eaa4a0c3/tk-studie-bewegungsstudie-2022-data.pdf

The IPAQ group. (2016). *International Physical Activity Questionnaire*. Zugriff am 26.04.2024. Verfügbar unter https://drive.google.com/file/d/1Njaty-fLJMzjJq_cAPr6NlqBZHfNdq98q/view

von der Lippe E., Krause L., Porst M., Wengler A., Leddin J., Müller A. et al. (2020). Prevalence of back and neck pain in Germany. Results from the BURDEN 2020 Burden of Disease Study. *Journal of Health Monitoring, 6* (S3).

Wissenschaftliches Institut der AOK (WIdO). (2011). *Die 10/20/50 Erkrankungen mit den längsten Arbeitsunfähigkeitszeiten in Tagen bei AOK-Pflichtmitgliedern ohne Rentner*. Berlin: WIdO.

World Health Organization. (2010). *Global recommendations on physical activity for health*. Geneva: World Health Organization.

World Health Organization. (2020). *WHO Guidelines on Physical Activity and Sedentary Behaviour*. Geneva: World Health Organization.

6 Tabellenverzeichnis

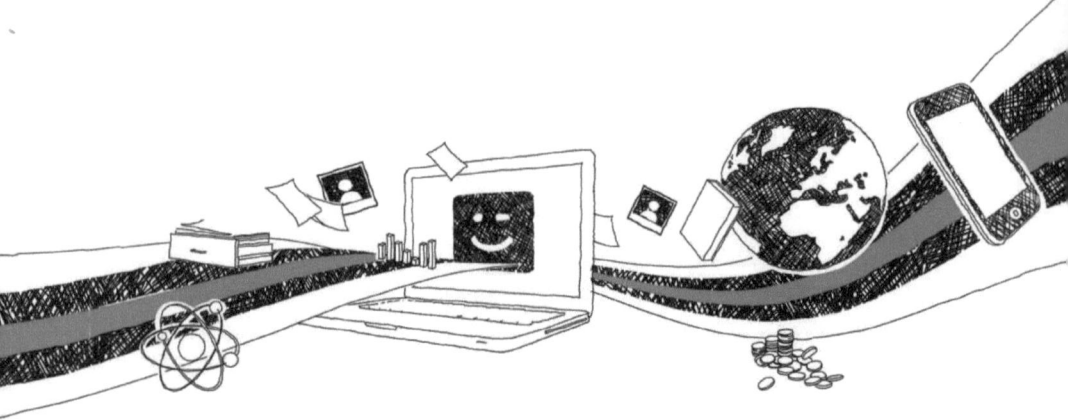
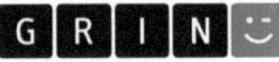